AF401411

Nouveaux Remèdes

et

Nouvelles Médications

PAR

A. ADRIAN

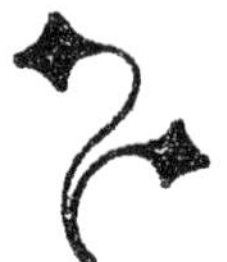

SOCIÉTÉ FRANÇAISE

DE PRODUITS PHARMACEUTIQUES

9 et 11, rue de la Perle

PARIS

TABLE DES MATIÈRES

Nouveaux Remèdes

ET

Nouvelles Médications

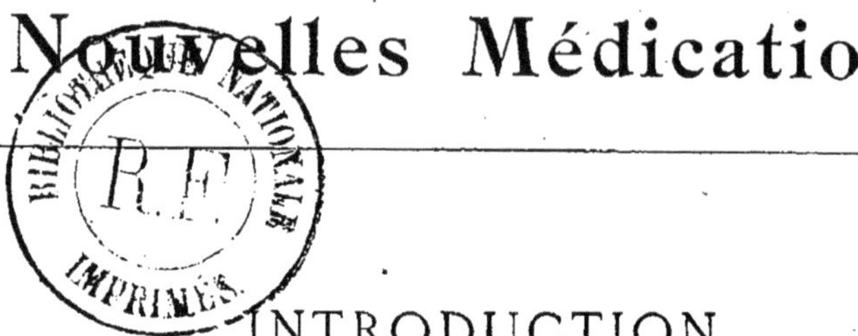

INTRODUCTION

LES TRANSFORMATIONS
DE LA PRESCRIPTION MÉDICALE

Une véritable révolution s'est produite dans la façon dont le médecin prescrit les médicaments ; révolution qui trouve sa cause dans la mauvaise volonté du malade à accepter les vieilles formes médicamenteuses. Nous sommes loin, en effet, du moment où le praticien pouvait formuler la classique potion, les pilules ordinaires et surtout ces paquets que l'on prenait entre deux épaisseurs de pain trempé dans la soupe familiale.

Comme toutes choses, la pharmacie s'est complètement transformée dans le cours des vingt dernières années et le malade, aujourd'hui, veut que les médicaments qui lui sont nécessaires soient présentés sous une forme aussi perfectionnée que possible. C'est donc seulement dans les maladies aiguës et pour des préparations extemporanées que le formulaire magistral peut être généralement conservé sous sa forme antique. Dans les affections chroniques, au contraire,

1

pour les médications à longs termes, il est devenu nécessaire d'utiliser les formes modernes, toujours plus agréables et plus faciles à observer, c'est-à-dire les *granules*, les *granulés*, les *cachets*, les *comprimés* et toutes ces sortes de pilules perfectionnées qui ont nom *capsules*, *perles*, *globules*, etc., et, s'il s'agit de préparations destinées particulièrement aux enfants, qui n'acceptent guère que les médicaments liquides, le public exige soit des sirops artistement préparés et capables de dissimuler au mieux le goût désagréable des produits employés, soit des *émulsions* bien faites, susceptibles de présenter le médicament sous la forme la plus facilement acceptable.

Une autre raison encore a contribué à amener ces changements considérables, nous voulons parler de la tendance de plus en plus marquée à prescrire les principes actifs des plantes ou des produits de synthèse doués d'une activité considérable. Ces matières sont naturellement délicates à préparer, leur administration peut présenter certains dangers, de sorte que, soit pour éviter des accidents possibles, soit pour assurer l'emploi d'une marque d'origine sûre, le médecin a été amené à connaître et apprécier les préparations qui lui présentaient le plus de garantie, pour les effets à déterminer.

Depuis la fondation de la *Société française de Produits pharmaceutiques*, nous nous sommes toujours attachés particulièrement à la fabrication des *produits purs*, et nous avons le droit d'affirmer que tous ceux qui sortent de notre maison présentent, pour le médecin comme pour le pharmacien, les garanties les plus absolues de sécurité. C'est grâce à ces précautions constantes et minutieuses que la réputation de nos laboratoires a pu s'établir sur les bases les plus solides.

Pour satisfaire les besoins modernes de la prescription médicale, d'après les principes que nous venons d'établir, nous avons dû nous préoccuper non seulement de fabriquer des produits chimiquement purs, mais encore de les présenter sous les diverses formes qui sont exigées aujourd'hui. Nos GRANULES sont connus depuis longtemps déjà, ils sont préparés au *pilulier*, ce qui permet d'obtenir un dosage aussi parfait que celui des anciennes pilules. Les COMPRIMÉS et les GRANULÉS livrés par nos ateliers, de même que les DRAGÉES ou les CAPSULES et CAPSULINES, sont fabriquées dans des conditions telles que nous pouvons affirmer qu'ils possèdent à la fois les meilleures qualités de préparation et les plus sûres conditions pour l'exactitude scientifique du dosage.

Par cette constante préoccupation de remplir les exigences les plus méticuleuses dans la préparation des médicaments simples ou composés, la SOCIÉTÉ FRANÇAISE DE PRODUITS PHARMACEUTIQUES ADRIAN et Cⁱᵉ a su depuis trente ans faire reconnaître l'importance de sa marque par les médecins et par les pharmaciens et c'est avec la plus vive reconnaissance que nous nous faisons un devoir de les remercier ici de la confiance qu'ils ont bien voulu nous témoigner, elle est la plus précieuse récompense du soin que nous avons toujours donné à l'exécution des préparations médicinales, en y apportant la plus scrupuleuse probité comme l'attention la plus soutenue, de manière à être assuré que les produits qui sortent de nos mains ne puissent pas être mieux présentés. Aucun effort ne nous a coûté et nous pouvons affirmer et prouver que nous sommes toujours les premiers à faire profiter notre installation d'usine des progrès réalisés, au jour le jour, par les sciences chimiques et pharmaceutiques.

Pour répondre à la confiance qui nous est témoignée par le corps médical, nous avons cherché à réunir, dans un grand ensemble, toutes les formes de médicaments susceptibles d'aider la prescription médicale la plus moderne. Nous avons, en effet, pensé qu'une grande maison comme la nôtre ne pouvait s'astreindre à faire seulement un choix dans les différentes formes et offrir, imposer presque, et définitivement, sans pouvoir escompter le progrès, telle ou telle forme de préparation ; car, si certains malades peuvent s'en contenter, beaucoup d'autres pourraient ne pas l'apprécier. Nous avons donc tenu à établir, pour chaque produit, toutes les formes spéciales qu'il est susceptible de prendre. Ce procédé a, pour les praticiens, un grand avantage, puisqu'il leur permet de faire un choix raisonné, d'après les nécessités et les circonstances.

De même qu'au début, nous avons tenu à ce que les prescriptions magistrales pussent être exécutées avec des produits de *notre marque*, présentant les plus rigoureuses garanties, de même aujourd'hui nous tenons à honneur d'offrir au médecin et au pharmacien pour les besoins de leur pratique journalière, ces mêmes médicaments, sous toutes les formes de préparations généralement adoptées. Suivant l'occasion, le même médicament pourra être prescrit en *granulé*, en *capsule*, en *dragée*, en *comprimé*, en *cachet* ou en *solution*. Et s'il s'agit au contraire d'employer certaines drogues particulièrement délicates, comme les alcaloïdes, le médecin et le pharmacien seront sûrs de les trouver parmi nos médicaments sous la forme de choix, notamment nos *granules* d'alcaloïdes, dont la fabrication est scrupuleusement surveillée.

Nous croyons devoir appeler particulièrement l'attention des médecins et des pharmaciens sur nos *articles de pansement* et sur nos *ampoules stérilisées* pour injections hypodermiques. Depuis quelques années, cette dernière méthode de traitement a pris une importance considérable, aussi avons-nous organisé un laboratoire spécial de stérilisation et, qu'il s'agisse de solutions médicamenteuses et de sérums divers, nous sommes à même d'effectuer, dans les meilleures conditions, la préparation d'ampoules de toute capacité et de tout dosage. Nos ampoules d'al-caloïdes sont faites uniquement avec les produits **ADRIAN** et le *dosage en est rigoureusement scientifique*.

En un mot, quelle que soit la médication dont il s'agisse, nous avons tenu à honneur de pouvoir offrir au médecin la forme de sa préférence, dans les conditions d'exécution les plus favorables, quant à la pureté de la matière première et à la sûreté des procédés de fabrication ou de dosage.

Nous pensons avoir ainsi réussi à faire profiter la médecine de tous les progrès réalisés par la pharmacie. Ce mode de présentation ne constitue pas, à proprement parler, ce qu'on a l'habitude d'appeler la *spécialité pharmaceutique*; il s'agit bien plutôt d'un mode nouveau des anciennes formes officinales, offertes sous une marque particulière et de toute garantie.

Dans la présente notice, nous allons passer successivement en revue toutes les principales médications, avec leurs indications les plus connues, relevées dans les travaux modernes et nous donnerons en même temps la liste des médicaments divers qui peuvent servir à les remplir, en ayant soin de bien spécifier les divers modes de présentation sous lesquels le médecin et le pharmacien pourront les trouver, parmi tous les produits que nous leur offrons. Ils seront ainsi à même de réaliser, s'ils le désirent, toute leur pratique professionnelle avec des médicaments de premier ordre, présentant pour le malade la plus sûre garantie et, pour le médecin la plus complète sécurité.

L. ADRIAN

PRODUITS SPÉCIAUX ADRIAN
MARQUE S. F.

Nous appelons particulièrement l'attention de MM. les
Médecins sur quelques-uns des principaux produits
fabriqués en grand par nous, dans les laboratoires de
la *Société Française ;* en les prescrivant, on sera
assuré d'avoir toujours des produits purs et d'action
physiologique certaine, il suffit pour cela d'ajouter le
nom d'**ADRIAN** à celui du médicament formulé dans
l'ordonnance.

Alcaloïdes ou Principes actifs. — Tous nos alcaloïdes
et principes actifs sont spécialement préparés et titrés ;
nous recommandons surtout notre marque pour la
prescription de l'*Aconitine*, de l'*Atropine* et de la
Digitaline, substances très actives et qu'il est nécessaire d'avoir en toute garantie, si l'on ne veut pas
éprouver de mécomptes.

Chloroforme, Éther et Bromure d'Éthyle anesthésiques.
— La réputation des *produits anesthésiques Adrian*
est universelle. Nous avons attaché tous nos soins à
cette préparation spéciale et nous livrons ces médicaments dans des ampoules de verre coloré et scellées à

la lampe, renfermant des doses variables. (Voir plus loin *Anesthésie*.)

Glycérophosphates. — Les différents glycérophosphates que nous livrons sous notre marque sont des produits rigoureusement purs qui peuvent être employés en toute sécurité.

Arrhénal. — La médication arsenicale, au moyen des méthylarsinates, a pris, dans ces dernières années, une grande extension. L'*Arrhénal*, que nous sommes seuls à préparer, est le produit pur décrit par M. le professeur Armand GAUTIER. C'est lui qui a servi à faire tous les essais sur lesquels a été fondée la nouvelle méthode de traitement de la tuberculose pulmonaire et du paludisme.

Sous-nitrate de Bismuth. — Le sous-nitrate de bismuth S. F., spécialement préparé, est garanti pur d'arsenic et d'argent, toujours blanc et léger.

Capsules gélatineuses et perles. — Tous les médicaments prescrits sous cette forme avec la marque ADRIAN ou S. F. peuvent être considérés comme de première préparation ; l'enveloppe est résistante quoique mince, sans odeur ni saveur et facilement assimilable.

Granules, pilules et dragées. — Tous les médicaments fabriqués sous ces diverses formes sont rigoureusement dosés au pilulier dont nous sommes l'inventeur, et, par conséquent, lorsqu'il s'agit de médicaments très actifs, on est sûr de trouver dans le granule, la pilule ou la dragée, la dose indiquée du produit actif. Le médecin aura donc toute sécurité en prescrivant ces formes sous la marque **ADRIAN**.

ALIMENTATION DES MALADES
ET DES ENFANTS

Poudre de Bifteck Adrian. — *Poudre de Viande Adrian*
Poudre de Lentilles
Extrait de Céréales. — *Phosphatose Vaudin*

Dans l'institution d'un régime, chez les dyspeptiques ou chez les personnes notablement affaiblies par une maladie aiguë ou chronique, le médecin est souvent amené à utiliser les poudres alimentaires, qui sont maintenant entrées dans la pratique courante. Nous nous sommes attachés à offrir les meilleures formes pour permettre l'alimentation, soit carnée soit végétale, au moyen de nos poudres de viande, de notre poudre de lentille et de notre aliment complet.

Poudre de Bifteck Adrian, *garantie pure viande de bœu,* , aussi inodore et insipide qu'il est possible de l'obtenir, en lui conservant les principes nutritifs et peptogènes de la viande. C'est exactement la chair musculaire privée de son eau, gardant, sous un volume très réduit, ses propriétés nutritives.

La **Poudre de Viande Adrian** est d'un prix moins élevé, ce qui en permet la prescription aux malades peu fortunés. Un peu moins agréable au goût que la première, elle est cependant aussi digestive et nutritive, et dans tous les cas de beaucoup supérieure aux poudres de viande de cheval vendues dans le commerce.

La Poudre de Lentilles Adrian est faite avec des graines cuites à la vapeur et maltées; elle représente donc un aliment végétal de tout premier ordre. Son goût est des plus agréables et elle peut remplacer avec avantage les poudres de viandes, pour les malades qui ne peuvent s'accoutumer à ces dernières.

L'Aliment complet Adrian renferme à l'état sec et sous une forme réduite, de la *viande rôtie*, du *pain grillé*, du *sucre de lait*, des *légumes*, cuits à la vapeur, et du *malt*, en un mot tous les éléments indispensables à l'entretien de la vie. Il suffit de délayer l'aliment complet dans de l'eau, du bouillon ou du lait chauds, pour obtenir un potage réconfortant, suffisant pour assurer la réparation; ce mode de préparation convient particulièrement aux convalescents, aux vieillards et aux enfants débiles, pour lesquels une alimentation normale est difficile ou impossible.

Alimentation des enfants et des personnes débilitées. — M. VAUDIN, après de nombreuses recherches, est parvenu à établir que les phosphates contenus dans le lait s'y trouvent à l'état de phosphate tribasique, maintenus en dissolution grâce à la présence des citrates alcalins.

La Phosphatose Vaudin, dont la formule est basée sur cette notion, contient la *phosphate tribasique* *de chaux* associé aux citrates alcalins, en présence de tous les sels constituants de cet aliment essentiel et combinés au sucre de lait, c'est donc une préparation véritablement physiologique.

La Phosphatose Vaudin contribue puissamment à la formation du squelette chez les enfants, elle est à recommander (même chez l'adulte) dans tous les cas où il y a déminéralisation de l'organisme ou affaiblissement général, notamment dans le *rachitisme* et les affections osseuses des enfants, ainsi que pendant la *grossesse* et *l'allaitement* et toutes les *convalescences*, en un mot dans tous les cas où l'organisme fatigué a besoin d'assimiler facilement et rapidement le phosphore nécessaire à sa reconstitution.

Le mode d'emploi le plus convenable consiste à délayer la **Phosphatose** dans du lait ou du bouillon, donnés en potage. La dose ordinaire est d'une à deux cuillerées à café pour l'enfant et de deux à quatre pour l'adulte.

Comme aliments salins reconstituants, on peut aussi donner avec avantage l'**Extrait de céréales Adrian** et la **Lécithine Adrian**. (Voir *Médication reconstituante.*)

Signalons en passant, comme accessoire d'alimentation, la **Boisson scolaire Adrian**, composée de poudres diverses à parfum agréable, destinée à corriger la crudité de l'eau et à fournir aux enfants des écoles, comme d'ailleurs aux ouvriers des ateliers, une boisson hygiénique, saine et économique, pendant les grandes chaleurs de l'été.

II

ANALGÉSIE

Comprimés et granulé Adrian de Pyramidon
Granules d'alcaloïdes S. F.

1° Névralgies. — Le meilleur analgésique connu
actuellement est le **Pyramidon**, introduit en France par
M. le professeur Albert ROBIN et par son collabora-
teur G. BARDET. Le Pyramidon est une base de la
famille de l'antipyrine, plus active que celle-ci et
dénuée d'action sur les phénomènes intimes de la
nutrition, ce qui en fait un médicament de choix dans
le traitement des névralgies et de la fièvre.

En raison de son prix élevé, le Pyramidon est con-
trefait de manière fâcheuse et l'on délivre souvent à
la place des substances mélangées beaucoup moins
actives. C'est pourquoi nous avons préparé avec du
Pyramidon authentique les **Comprimés Adrian** et
un **Granulé de Pyramidon** dosés à 10 centigrammes
par comprimé et à 30 centigrammes par mesure de
granulé. Ces produits donnent toute garantie au
médecin et ils permettent un emploi très facile du
médicament ; le malade peut toujours avoir sur soi un
flacon de comprimé et en absorber la quantité nécessaire au moment de l'accès névralgique.

La dôse ordinaire du Pyramidon est de 36 centi-grammes, soit 3 comprimés ou une mesure de granulé. On peut ensuite récidiver, si besoin est, avec un ou deux comprimés pour renforcer l'action de la pre-mière dose.

Beaucoup de médecins emploient l'*aconitine* dans le traitement des névralgies tenaces et particulière-ment dans celles de la face. Cet alcaloïde est un poi-son des plus dangereux et il est très important d'être sûr du dosage du médicament. Nous recommandons donc spécialement nos **Granules d'Aconitine Adrian,** dosés au *dixième de milligramme.* Ce mode de prescription garantit absolument, tant au point de vue de la qualité de la substance active qu'à celui de la rigueur mathématique du dosage.

Pour le traitement des névralgies par les injections sous-cutanées, nous pouvons offrir les produits sui-vants, tout préparés en ampoules de diverses capa-cités :

Caféine (solution du Codex) .	25 centig. par centim. cube.		
Camphre.	10 —	—	—
Chlor. Cocaïne	1 —	—	—
Chlor. Héroïne	5 millig.	—	—
Chlor. Morphine	1 centig.	—	—
Cocaïne pure (huile).	1 —	—	—
Glycérophosphate Soude . .	20 —	—	—

Toutes ces ampoules sont stérilisées, elles sont livrées en boîtes de 10 ampoules.

2° **Migraine.** — Le traitement de la migraine peut se faire avec grand avantage au moyen des **Comprimés Adrian de Pyramidon,** comme celui des névralgies ; on pourra également utiliser le **Paullinia** en granules, dragées ou granulé S. F. La meilleure préparation est le granulé, pris à raison d'une à deux cuillerées à café.

3° Douleurs goutteuses et rhumatismales. — Le traitement préventif des douleurs goutteuses et rhumatismales peut se faire au moyen des médicaments capables d'exercer une action favorable sur l'élimination de l'acide urique (sels de lithine) ou sur la préformation de ce principe (benzoates, acide quinique, formine, quinoformine). (Voir *Rhumatisme et Goutte*.)

III

ANÉMIE

Arrhénal Adrian.

Pour le traitement de l'anémie on pourra, parmi nos préparations, choisir de préférence :

Solution, granules ou comprimés d'**Arrhénal Adrian**.

Granules de **Cacodylate de fer S. F.**

Dragées ou granules de **Protochlorure de fer S. F.**

Dans les cas aigus de chlorose, on pourra faire usage des *ampoules* d'arrhénal ou de cacodylates divers, administrés par voie hypodermique. (Voir *Médication reconstituante.*)

Chez beaucoup d'anémiques et de chlorotiques, on observe des saignements de nez et une tendance à l'hémophilie. Cet état particulier peut être amendé facilement et sans aucun inconvénient par l'usage régulier de préparation d'ortie. L'ortie est un bien vieux remède, mais il a sa valeur et beaucoup de médecins l'on conservé dans leur pratique. Nous préparons le **Sirop Hémostatique de Peneau** au suc d'ortie, qui pourra rendre des services dans tous les cas où l'état du sujet le prédispose aux pertes de sang, particulièrement chez les jeunes filles, au moment de la formation.

IV

ANESTHÉSIE

Produits anesthésiques Adrian. — Chloroforme.
Éther. — Bromure d'Ethyle.

Nous avons apporté une attention toute particulière à la préparation de tous les médicaments employés pour l'anesthésie, soit générale, soit locale, et le succès considérable qu'ont obtenu nos produits anesthésiques auprès des chirurgiens de France et de l'étranger, est la meilleure preuve de la satisfaction qu'ils ont donnée en toute occasion.

1° Anesthésie générale.

Chloroforme anesthésique Adrian. — L'anesthésique le plus employé et le plus difficile à obtenir et à conserver pur est certainement le chloroforme ; or, personne n'ignore l'importance que présente, dans l'anesthésie chirurgicale, la pureté de ce médicament et le danger que fait courir au malade la moindre trace de matière étrangère. Physiologistes et chirurgiens se sont trop appesantis sur cette question pour qu'il soit nécessaire d'y insister. Il nous suffira de citer les noms de Lefort, Regnauld, Marty, Baudoin, Reynier, Prunier, etc., pour rappeler les grands travaux qui se rattachent à cette étude.

Dès 1854, nous nous sommes occupé de la préparation et de la purification du chloroforme et, depuis, nous n'avons cessé d'y travailler, comme en témoignent les nombreuses publications faites par nous à la *Société de Pharmacie* et à la *Société de Thérapeutique.* Après bien des recherches, bien des tâtonnements, nous sommes parvenu à obtenir *un produit d'une pureté parfaite, d'une conservation très longue, et dont l'emploi n'a jamais occasionné jusqu'à ce jour le moindre accident.*

Dernièrement encore, nous avons apporté dans le conditionnellement de notre chloroforme un perfectionnement destiné à le mettre à l'abri de toute altération possible et à lui assurer une conservation pour ainsi dire *indéfinie :* nous le renfermons dans des ampoules de *verre jaune, scellées à la lampe.* Mis ainsi à l'abri de l'air et de la lumière, il ne peut plus s'altérer, quel que soit le temps qui s'écoule avant son emploi.

Le **Chloroforme anesthésique Adrian** se trouve dans toutes les pharmacies, en flacons de 15, 30 et 60 grammes. Ces flacons sont destinés à être utilisés en une seule fois, ce qui permet d'ouvrir à chaque opération un nouveau flacon et d'avoir toujours sous la main un produit inaltéré.

Bromure d'Éthyle anesthésique Adrian. — Nous avons utilisé le même mode de présentation pour le Bromure d'Éthyle, spécialement préparé pour l'anesthésie, en vue des accouchements et des opérations de courte durée. Les flacons sont de 15 30 et 60 grammes.

3

· Nous préparons également des flacons de 15 grammes à 10 p. 100 d'éther ou de chloroforme, au choix du chirurgien, ce mélange étant demandé par un certain nombre de praticiens, particulièrement pour la chirurgie infantile.

Éther anesthésique Adrian. — Pour l'anesthésie, nous préparons un éther spécialement surveillé, éther sulfurique enfermé dans des flacons scellés de 50 et 100 grammes. Rigoureusement pur et irréprochable, notre éther anesthésique est redistillé sur l'huile d'amandes douces et pèse exactement 66° à l'aréomètre Baumé. Cet anesthésique a fait ses preuves depuis longtemps et les chirurgiens qui l'utilisent en ont toujours obtenu les résultats les plus satisfaisants.

Anesthésique mixte A. C. E. — Pour les chirurgiens qui préfèrent ce mélange, nous avons fait des ampoules contenant 30 ou 60 grammes en parties égales d'*alcool*, *chloroforme* et *éther*. Bien entendu n'entrent dans cette composition que les produits anesthésiques chimiquement purs.

Chlorure d'Éthyle Adrian. — Pour les opérations dans la bouche, nous préparons des tubes de Chlorure d'Éthyle pur. Nous rappelons que dans les opérations dentaires une partie de l'anesthésique est inhalé, l'anesthésie n'est donc pas absolument *locale* et il est important que le produit soit pur.

2° Anesthésie locale.

Pour toutes les petites opérations qui nécessitent l'anesthésie locale, et spécialement pour les dentistes, nous avons préparé des ampoules de

Chlor. cocaïne . . . .   1 à 2 centig. par cent. cube
Cocaïne pure (huile) . . . .   1 à 2   —   —   —
Adrénaline (Takamine) . . .   1 millig.   —   —

Pour la rachi-anesthésie, nous préparons des ampoules de

Chlorhydrate d'amyléine au 100° à 1 et 2 c. c.

V

ANTISEPSIE ET ASEPSIE

Accessoires de Pansement S. F. — Di-iodoforme Taine.

Les médecins pourront se procurer à la *Société française* tous les accessoires et toutes les pièces de pansement aseptique ou antiseptique nécessaires. Un grand choix d'articles se trouve préparé d'avance pour les principales opérations. Nous pouvons livrer à volonté tous les nécessaires de pansement, suivant les indications particulières qui nous seraient fournies par les chirurgiens.

Pour les pansements des plaies, furoncles, etc., nous signalons et rappelons que l'on peut aujourd'hui substituer avec le plus grand avantage le **Di-iodoforme Taine** à l'iodoforme. Le Di-iodoforme ou *éthylène periodé* jouit de toutes les propriétés antiseptiques et toniques de l'iodoforme, mais *il n'a point d'odeur* et n'est pas toxique. Il est donc absolument exact d'affirmer que si l'on continue à employer l'iodoforme, qui présente tant d'inconvénients, c'est par pure routine.

Antiseptie interne. — Dans les affections digestives, où l'antiseptie interne est nécessaire, on pourra utiliser

Benzonaphtol S. F. (granulé ou comprimés).

Charbon de peuplier S. F. (dragées, granulé ou pastilles) dont les effets sont bien connus.

VI

AFFECTIONS CARDIAQUES

Digitaline Adrian. — Convallamarine Langlebert.
Vin cardiaque du Dr Saison.

Digitaline Adrian. — La digitaline tend de plus en plus à remplacer la digitale dans le traitement des affections cardiaques, mais beaucoup de praticiens hésitent encore devant l'inconstance des résultats obtenus, suivant la provenance de la digitaline employée. On délivre souvent, en effet, sous ce nom, un produit d'origine allemande, soluble dans l'eau, qui n'a de la digitaline que le nom [1].

La **Digitaline Adrian** répond à tous les caractères de la digitaline chloroformique du Codex, et elle est entièrement soluble dans le chloroforme.

Nous préparons au pilulier des granules de **Digitaline** cristallisée dosée à 1/10 et 1/4 de milligramme. Nous rappelons que suivant la pratique indiquée par M. Huchard, la digitaline, si l'on veut en obtenir tous les effets, doit se donner à dose utile, c'est-à-dire 1 à 2 milligrammes en une journée, pour suspendre

---

[1]. Ce produit soluble est la *Digitaléine*, appelée par les Allemands *digitalin*, tandis que notre *digitaline* est dénommée par eux *digitoxine*. Ces différences de dénomination sont la cause d'erreurs regrettables.

ensuite, ou à doses rapidement décroissantes, pour éviter l'accumulation.

Convallaria Maïalis et Convallamarine Langlebert. — Parmi les succédanés de la digitale, le convallaria, introduit en thérapeutique par Germain Sée, est aujourd'hui d'un usage courant. Les préparations de muguet sont très infidèles, aussi M. LANGLEBERT, jugeant tout l'intérêt qu'il y aurait pour les médecins à pouvoir utiliser des produits offrant toute espèce de garantie au point de vue de l'activité, a préparé un *sirop* et des *pilules* de **Convallaria maïalis** d'après une formule personnelle qui a fait l'objet d'une Communication à l'*Académie des sciences* et à l'*Académie de médecine*. Ce sirop et ces pilules ont été employés avec le plus grand succès dans les hôpitaux et notamment dans le service du Dr Dujardin-Beaumetz à l'hôpital Cochin ? Leur action est certaine et ils rendent les plus grands services dans tous les cas où l'état des malades exige un tonique cardiaque énergique, alors que la digitale n'est plus tolérée. Les doses sont de *deux à trois cuillerées à soupe de sirop* ou de *trois à six pilules* par jour.

Les médecins qui préféreraient employer le principe actif du muguet ont à leur disposition les **granules de Convallamarine Langlebert**, qui, à la dose de *quatre* par jour, peuvent très bien remplacer les autres préparations de convallaria.

Vin Cardiaque du Dr Saison. — Il y a dans beaucoup de cas un avantage réel à combiner ensemble les différentes drogues qui sont capables d'agir sur le cœur, surtout quand cet organe est fatigué et qu'on a épuisé la série des toniques cardiaques. Partant de ce principe, le Dr Saison a établi une formule dans laquelle entrent à la fois la *convallamarine*, la *spartéine* et l'*iodure de potassium*, et qui est très bien supportée, même par les malades les plus intolérants aux préparations de digitale.

Le **Vin cardiaque du Dr Saison**, préparé avec des produits chimiquement purs, contient, par cuillerée à soupe, 2 centigrammes de convallamarine, 2 centigrammes de sulfate de spartéine et 20 centigrammes d'iodure de potassium. Il suffit ordinairement de 4 à 5 cuillerées par jour pour obtenir sur le cœur une action tonique très énergique.

VII

CONSTIPATION

Solid-glycérine Lance-Briand. — Quassine Adrian.

Les indications du traitement de la constipation sont
d'abord l'excitation mécanique du gros intestin, dans les
cas les plus simples, où il s'agit seulement de paresse
rectale. On obtiendra une bonne stimulation de cet
organe en utilisant les **Solid-glycérine Lance-Briand,**
qui sont des suppositoires allongés, à base de glycé-
rine, d'introduction facile, et d'effet très sûr, lorsque
la constipation n'a pas d'autre cause que l'inertie de
la partie inférieure du gros intestin.

Si l'inertie provient de la paresse générale de l'intestin, on obtiendra une excitation fonctionnelle très
douce et un rétablissement de la fonction par l'usage
soutenu et journalier des **Dragées de Quassine amorphe Adrian** ou bien des **Granules de Quassine cristallisée Adrian.**

La quassine, principe actif du *Quassia amara,* est
un excitant des fibres lisses en général et de l'intestin
en particulier ; elle agit donc plutôt comme régulateur
des actes digestifs que comme laxatif vrai et cette
action est particulièrement favorable, quand on sait

combien il est utile d'obtenir de l'intestin un travail normal, si l'on veut éviter d'avoir recours à des purgatifs de plus en plus énergiques.

Les **dragées de Quassine amorphe** sont dosées à 25 milligrammes, les **granules**, qui sont à base de **Quassine cristallisée**, sont à la dose de seulement 10 milligrammes, cette dernière subtance étant plus active. On devra administrer par jour trois à quatre dragées ou granules, pour obtenir l'effet voulu. La prise doit avoir lieu immédiatement avant chaçun des principaux repas.

Quelques personnes à tube digestif paresseux se trouvent également bien de l'emploi de la rhubarbe. Le meilleur moyen d'administration de ce médicament est certainement le comprimé; on pourra avec avantage prescrire :

Comprimé de Rhubarbe S. F. 1 à 4 par jour.

Comme agents laxatifs d'action certaine et de composition méthodique, avec garantie pour la pureté des produits employés, nous pouvons recommander :

Dragées ou comprimés de Cascara sagrada S. F.
2 à 3 par jour.
Dragées ou pilules de Podophyllin S. F. 2 à 3 par jour.

VIII

DIABÈTE

Glycogène Adrian. — Arrhénal Adrian.

La thérapeutique moderne utilise contre le diabète, depuis quelques années, le *glycogène*, produit physiologique de préparation difficile et que l'on doit par conséquent surveiller au point de vue de la provenance. Nous pouvons garantir la pureté du glycogène fabriqué dans nos laboratoires. La meilleure forme d'administration est l'injection hypodermique :

Ampoules de glycogène à 10 centig. par 1 centim. cube.

Ces ampoules sont stérilisées et livrées par boîtes de 10 ampoules.

L'arsenic et le carbonate de lithine sont eux aussi très employés contre le diabète ; on aura avantage à utiliser le **Carbonate de lithine granulé S. F.**, de prise extrêmement facile et d'effet très sûr.

Pour l'administration de l'arsenic, la meilleure forme à conseiller actuellement est assurément l'**Arrhénal**, composition organique à arsenic dissimulé, qui fournit les effets favorables sur la nutrition, mais ne provoque pas l'arsénicisme, ce qui permet d'élever les doses sans aucun inconvénient. On pourra choisir entre les diverses préparations :

Solution d'Arrhénal Adrian, à 2 milligr. par goutte.
Granules d'Arrhénal Adrian, 1 à 2 cent.
Comprimés d'Arrhénal Adrian, à 25 milligr.

La dose est de 2 à 4 centigrammes par jour, soit 10 à 20 gouttes de solution, 1 à 4 granules ou 1 comprimé. L'arrhénal se prend immédiatement avant le repas. (Voir pour étude de l'arrhénal : *Maladies pulmonaires.*)

IX

MALADIES DE L'ESTOMAC
ET DE L'INTESTIN

Quassine Adrian. — Gastricine Duhourcau.
Nuclékinase Adrian.
Comprimés Adrian au Carbonate de chaux.
Liqueur Pepto-Phosphorique Adrian.

Les principales indications du traitement médicamenteux des maladies du tube digestif peuvent se résumer de la manière suivante :

1° Obtenir le rétablissement de la fonction.

2° Suppléer à la fonction déficiente.

3° Saturer les acides gastriques.

4° Fournir aux organes des aliments de digestion très facile.

Pour répondre à chacune de ces indications, nous avons étudié les produits suivants qui présentent les meilleures garanties, au point de vue de la composition et de l'activité. Tous les matériaux qui entrent dans la fabrication de ces médicaments sont de premier ordre et leur mélange a été étudié de la façon la plus sérieuse.

La Quassine, principe actif du *Quassia amara*, peut être considérée comme le meilleur stimulant de l'estomac et de l'intestin ; elle représente tous les effets des amers, mais elle a le grand avantage de pouvoir être prise sous forme pilulaire ou granulaire, ce qui évite au malade la sensation si pénible de l'amertume. Les essais publiés par CAMPARDON à la *Société de Thérapeutique* ont prouvé que la quassine, une fois introduite dans l'estomac, produit tout son effet, quoique le goût n'ait pas été intéressé. On peut prescrire la quassine sous deux formes :

Dragées de Quassine amorphe Adrian, à 25 milligram.
Granules de Quassine cristallisée Adrian, à 1 centigr.

(La Quassine cristallisée, plus active, se prescrit à dose moins élevée que la quassine amorphe.)

Deux à quatre dragées ou granules par jour, prises au moment des repas. En outre de son action excitante de la fonction digestive, la quassine a l'avantage de stimuler l'intestin, au point de vue exonération, ce qui est très appréciable chez des sujets qui généralement sont constipés.

Comme agents susceptibles de suppléer la fonction digestive déficiente, nous avons étudié la **Castricine Duhourcau** et la **Nuclékinase.**

La **Gastricine**, préparée suivant la formule qui nous a été donnée par le Dr DUHOURCAU, est une véritable préparation opothérapique, qui contient tous les ferments naturels de l'estomac et l'acide chlorhydrique qui peut les mettre en action. Elle peut donc à elle seule suffire à l'accomplissement de l'acte digestif gastrique. La **Gastricine Duhourcau** supplée avantageusement les sucs gastriques commerciaux, préparations difficiles à se procurer et coûteuses, que beaucoup de malades ont, en outre, la plus grande répugnance à accepter.

La **Gastricine** s'administre au cours des repas et après les repas, à raison de une à deux cuillerées à soupe.

Lorsque la fonction digestive intestinale s'accomplit mal, on peut y suppléer en administrant le ferment sécrété par les glandes intestinales, la **Nuclékinase**.

La **Nuclékinase Adrian** se prescrit en *pilules* ou sous forme de *granulés*, à raison de une à deux pilules ou cuillerées à café. administrées *après* les repas.

Les médecins qui préfèrent l'emploi de la pepsine trouveront toute satisfaction en prescrivant les **dragées ou pilules de Pepsine S. F.**, à raison de 1 à 2 pilules ou 10 à 20 granules, pris pendant et après les repas.

Pour la saturation des acides gastriques, chez les sujets, si nombreux, qui sont atteints de pyrosis, on ne saurait certainement mieux trouver que les **Comprimés Adrian de Carbonate de chaux**.

Ces comprimés, dosés à 25 centigrammes, sont aromatisés et de consommation facile et agréable ; ils sont livrés en boîtes plates, de sorte que le malade peut toujours les avoir sur soi, pour en avaler quatre ou cinq dès la moindre sensation d'acidité. Ils remplacent avantageusement les pastilles de carbonate de soude, aujourd'hui considérées comme contre-indiquées dans les dyspepsies hyperchlorhydriques.

Dans le traitement de la *dyspepsie hypersthénique*, l'administration d'un acide a pour effet d'inhiber l'hypersécrétion et d'empêcher par conséquent l'hyperchlorhydrie ; d'autre part, dans la *dyspepsie par insuffisance*, il est nécessaire de fournir à l'estomac les sucs digestifs qui lui manquent. Ces deux indications sont remplies de manière remarquable par la **Liqueur Pepto-Phosphorique** que nous préparons suivant les indications données par M. JOULIE, dont les recherches ont été très appréciées par un grand nombre de médecins.

La **Liqueur Pepto-Phosphorique Adrian**, à base d'acide phosphorique transformé en acidalbumine, s'administre à raison de 4 à 6 cuillerées à café par 24 heures ; mêlée à l'eau, elle constitue une boisson fort agréable.

Enfin, les dyspeptiques et les personnes atteintes de gastrite atrophique ou de cancer de l'estomac se trouveront bien de l'usage de nos diverses préparations alimentaires. (Voir plus haut le chapitre : *Alimentation des malades.*)

X

AFFECTIONS GÉNITO-URINAIRES

Terpine Adrian. — Quinoformine Adrian.
Santal camphré Langlebert.

Dans les affections vésicales, un des médicaments les mieux indiqués est la **Terpine** que nous avons été l'un des premiers à étudier. Nous avons spécialisé ce médicament, sous forme de **pilules de Terpine Adrian et élixir de Terpine Adrian.**

A raison de trois à quatre pilules ou cuillerées à soupe, par jour, ces préparations ont le grand avantage de modifier la qualité de l'urine et d'exercer une action favorable sur l'état catharral de la vessie.

On emploie beaucoup depuis quelque temps l'*hexa-méthylène-tétramine*, dans les maladies des reins et de la vessie. Cette base a été étudiée pour la première fois, au point de vue thérapeutique, sous le nom de **formine** par le Dr BARDET dans une publication de 1894 à la *Société de Thérapeutique*. Depuis, ce médicament nous est revenu d'Allemagne sous le nom d'Urotropine.

Nous avons combiné la **formine** à l'acide quinique sous la forme **Quinoformine granulée Adrian**, médicament qui, aux effets désinfectants de la base formine joint les propriétés lithontriptiques de l'acide quinique, celui-ci, comme on le sait, ayant la propriété d'empêcher la formation d'un excès d'acide urique.

La **Quinoformine** est donc un médicament excellent dans le traitement des maladies rénales et vésicales. La **Quinoformine granulée Adrian** s'administre à raison d'une à trois cuillerées à café, délayées dans un peu d'eau.

Blennorrhagie. — Le santal est le médicament de choix dans le traitement des *blennorrhagies;* son effet est notablement meilleur quand il est uni au camphre. On peut prescrire utilement les **Capsules de Santal camphré Langlebert,** excellente préparation faite avec un santal d'origine, de premier choix, ce qui assure la parfaite digestibilité du médicament et son innocuité absolue sur l'estomac. La dose moyenne est de 10 capsules par jour, prises en trois ou quatre fois, immédiatement avant les repas.

XI

MALADIES INFECTIEUSES

(GRIPPE)

Quinoformine. —Comprimés et granulé de Pyramidon.
Extrait de Céréales Adrian.

D'après la doctrine, aujourd'hui universellement acceptée, vulgarisée dans leurs leçons par les pathologistes modernes, l'indication générale dans le traitement des maladies infectieuses et par conséquent dans la grippe, peut être ainsi formulée :

1° Faciliter l'évacuation des produits toxiques qui encombrent l'organisme, c'est-à-dire les matériaux extractifs incomplètement oxydés.

2° Entraver la formation de ces produits.

3° Diminuer la température en usant seulement d'agents incapables d'entraver les oxydations complètes.

4° Reconstituer les pertes salines, toujours considérables après ces affections.

La première indication sera remplie par la prescription des médicaments suivants :

Benzoate de soude granulé S. F.
Quinoformine granulée Adrian.

Les *benzoates* et les *quinates* tendent à former des hippurates, parfaitement solubles, la base *formine* forme avec l'acide urique des sels bien solubles. En conséquence on se trouve dans les meilleures conditions d'élimination. Il suffit de faire absorber au malade chaque jour deux à quatre cuillerées à café de granulé, dissous dans un peu d'eau.

La deuxième indication est remplie, elle aussi, par les mêmes médicaments, par suite du mécanisme que nous venons d'esquisser.

Pour diminuer la température, il faut choisir un médicament capable d'abaisser la production du calorique sans cependant entraver les oxydations, or on n'a pas le choix, puisque, parmi les aromatiques, le Pyramidon est le seul à posséder cette propriété. On pourra donc prescrire les **Comprimés Adrian de Pyramidon** ou une mesure de **granulé**, préparés avec du Pyramidon authentique. Chaque comprimé contenant 10 centigrammes de pyramidon et le granulé contenant 30 centigrammes par mesure, il suffira de 3 comprimés ou d'une mesure de granulé, dose que l'on pourra répéter plusieurs fois par jour si besoin est. Dans le traitement de la fièvre typhoïde, l'école lyonnaise a tiré le meilleur parti de cette médication qui a également fourni d'excellents résultats dans le traitement de la grippe fébrile.

Enfin, pour procéder à la réparation minérale, il n'existe certainement pas mieux que les préparations extraites des plantes, car elles présentent les sels minéraux sous forme organisée. On pourra donc prescrire :

Extrait de céréales Adrian, liquide ou granulé

à la dose de trois à quatre cuillerées à café, par jour, délayées dans un peu d'eau. Riches en phosphates et en oxydases naturelles, ces préparations fournissent les résultats les plus remarquables.

XII

MÉDICATION IODÉE

Iodalbin Adrian.

La médication iodée s'est particulièrement perfectionnée dans ces dernières années. On a reconnu que les iodures alcalins offraient les plus graves inconvénients, irritant fortement l'estomac, qui les supporte mal, et provoquant tout un ensemble de phénomènes assez sérieux connu sous le nom d'*iodisme*. Dans toutes les applications thérapeutiques, on a cherché à les remplacer par des composés organiques iodés, où le métalloïde est dissimulé et qui n'irritent point l'estomac. C'est ainsi que sont venus les *tannins iodés*, les *huiles iodées* et les *peptones iodées*.

L'Iodalbin, que nous avons réussi à obtenir, présente sur ces anciennes préparations une réelle supériorité par sa fixité plus grande et surtout par la lenteur de sa décomposition dans l'organisme. L'iode se dégage à l'*état naissant*, condition qui permet d'obtenir, comme chacun sait, le maximum d'effet avec le minimum de dose.

Chaque centimètre cube d'**Iodalbin** contient 5 centigrammes d'iode et, grâce à l'énergie beaucoup plus grande de la préparation, cette dose produit un effet au moins égal à celui de 25 centigrammes d'iodure d'alcalin.

Les indications de l'**Iodalbin** sont celles de toutes les préparations iodées en général, c'est-à-dire qu'on le prescrira avec avantage dans le *Lymphatisme* et la *Scrofule*, dans l'*Asthme* et l'*Artériosclérose*, dans l'*Arthritisme*, le *Rhumatisme*, l'*Obésité* et dans tous les accidents secondaires ou autres de nature spécifique.

L'**Iodalbin** s'administre dans un peu d'eau, à raison de 5 à 20 gouttes chez l'enfant, 10 à 40 gouttes chez l'adulte, prises en 2 à 3 fois dans les 24 heures. Ces doses peuvent être au besoin sensiblement dépassées.

XIII

MALADIES DE LA PEAU

Levure de bière Adrian. — Sulfurine Langlebert.

Dans la furonculose, dans les affections de la peau et des muqueuses (Leucorrhée), la *levure de bière* a fourni des résultats extrêmement remarquables. La levure fraîche est une préparation qui répugne au plus grand nombre des malades, aussi avons-nous étudié un procédé qui permette de présenter ce médicament sous forme sèche, tout en lui conservant toutes ses propriétés médicamenteuses.

En prescrivant la **Levure sèche Adrian**, le praticien est assuré d'obtenir tous les effets de la levure fraîche. En effet, desséchée à basse température et dans le vide, notre levure se revivifie en quelques heures quand on la délaye dans l'eau.

La levure sèche Adrian est livrée sous forme de poudre de *granulé*, de *comprimés* ou de *cachets*.

L'usage de bains sulfureux, si souvent utilisés dans le traitement des dermatoses, a le grave inconvénient de dégager de l'hydrogène sulfuré, qui se produit aussitôt qu'on met les sulfures alcalins en présence de l'eau. Or, *l'hydrogène sulfuré n'exerce aucune action thérapeutique*, de sorte que c'est sans aucune utilité qu'il a les inconvénients d'être malodorant, de salir les tentures à couleurs métalliques et de noircir les objets en argent. Aussi l'usage à domicile du bain sulfureux, par les sulfures, est-il absolument impossible, ce qui est fort grave à une époque où tous les appartements des grandes villes sont pourvus de salles de bains.

Ce qui agit dans le bain sulfureux, on le sait, c'est le dépôt de soufre qui se produit dans le bain naturel de Barèges. S'appuyant sur cette notion, le Dr Langlebert, le dermatologiste et syphiliographe bien connu, eut l'idée de chercher une combinaison qui permît d'utiliser les propriétés du soufre, tout en évitant les inconvénients des sulfures. Le résultat de ses recherches a été la préparation de la **Sulfurine** qui porte son nom.

Le bain de **Sulfurine Langlebert** n'est autre chose que la composition sulfureuse d'Helmerich (soufre et carbonate de potasse) en solution dans l'eau du bain, les doses étant naturellement appropriées à l'effet qu'on veut, en général, obtenir d'un bain sulfureux, c'est-à-dire une excitation modérée de la peau, qui en assure et en exagère même momentanément les fonctions.

La *Sulfurine* ne dégage donc aucune odeur ; tout en possédant toutes les actions utiles des sulfures, elle peut être employée dans n'importe quelle baignoire, sans aucun inconvénient. Elle se délivre en boîtes contenant exactement la quantité de produit nécessaire pour un grand bain ordinaire.

Le succès toujours croissant de notre **Sulfurine**, sous forme de bains, nous a donné l'idée d'en généraliser l'emploi en l'incorporant dans une pâte savonneuse pour en faire un **Savon de Sulfurine**, à la fois de toilette pour les personnes ayant la peau saine, et thérapeutiques pour celles dont quelque légère affection cutanée réclame une médication sulfureuse externe.

Le **Savon de Sulfurine**, ayant proportionnellement la même composition que le bain, jouit évidemment des mêmes avantages, et se prête plus facilement et plus économiquement à un usage journalier.

Le **Savon de Sulfurine** est donc :

1° Un *savon de toilette* au premier chef ;

2° Un *savon thérapeutique* contre les rougeurs et boutons du visage, si fréquents chez les adolescents ;

3° Un excellent *savon dulcifiant pour les enfants*.

MALADIES NERVEUSES
NEURASTHÉNIE

Bromalbin Adrian.
Lécithine. — Glycérophosphates S. F.
Extrait de céréales Adrian.

Les médicaments hypnotiques, les antispasmodiques, pour calmer l'excitabilité nerveuse, les médicaments reconstituant pour restituer à l'économie les sels minéraux et surtout le phosphore, qui sont toujours éliminés en grande quantité par ce genre de maladies, telles sont les indications médicamenteuses de la *neurasthénie* et des divers *états névropathiques*.

Parmi les médicaments les plus recommandables, au point de vue hypnotique et antispasmodique, nous pensons pouvoir conseiller la prescription des

Dragées de Bromure de potassium S. F.
Dragées de Valérianate d'ammoniaque S. F.,

préparées, comme tous nos produits spéciaux avec des matières premières rigoureusement pures et dosées avec le plus grand soin. On remarquera que le bromure de potassium, en solution, offense à la fois le goût et les muqueuses du malade, il est donc avantageux de le prescrire en dragées. Celles-ci sont dosées à 10, 20 et 25 centigrammes ; le praticien pourra donc choisir le dosage le plus favorable, suivant la quantité totale à faire absorber et suivant qu'il s'agira d'un enfant ou d'un adulte.

Le valérianate d'ammoniaque possède une saveur insupportable, la dragéification s'impose donc naturellement. Nos dragées sont dosées à 10 centigrammes.

En outre de notre **Extrait de Céréales** déjà plusieurs fois cité (voir *Médication reconstituante*), on pourra prescrire avantageusement aux neurasthéniques et aux nerveux :

Lécithine granulée S. F.
Glycérophosphate granulé S. F.

Le granulé est certainement la forme la plus commode et la plus agréable pour ces médicaments.

Dans le cas où le praticien jugerait à propos d'utiliser la méthode hypodermique, il aura à sa disposition les

Ampoules stérilisées de Lécithine Adrian, à 5 centigr. par centim. cube.

Ampoules stérilisées Adrian de Glycérophosphate de Soude, à 20 centigrammes.

Ampoules Adrian de Cacodylate de Soude, à 5 et 10 centigr. par centim. cube.

On sait, en effet, que le cacodylate de soude, employé en injections sous-cutanées, réussit merveilleusement contre les états neurasthéniques. A ce propos il n'est pas utile de rappeler qu'il est préférable d'injecter la solution à 5 centigrammes, celle de 10 centigrammes provoquant souvent des irritations.

Bromalbin Adrian. — Le bromure de potassium est souvent mal supporté et provoque des éruptions fâcheuses, aussi a-t-on cherché à lui substituer des composés bromés organiques. Nous avons réussi à fixer le brome sur l'albumine dans des conditions de stabilité remarquables.

Notre **Bromaldin** contient 10 grammes de brome par centimètre cube ou 20 gouttes. Dans l'organisme il se décompose lentement et, le brome agissant à l'état naissant, il suffit de faibles doses de bromalbin pour égaler de très fortes doses de bromures.

Le **Bromalbin** est indiqué dans tous les cas où les bromures sont employés, il est parfaitement supporté par les enfants et par les personnes à estomac irritable.

Dosage : le **Bromalbin** s'administre dans un peu d'eau à raison de 5 à 20 gouttes chez les enfants, de 20 à 50 gouttes (et plus) chez l'adulte, réparties en deux fois dans les 24 heures.

Liqueur Pepto-Phosphorique. — La neurasthénie est souvent due à des troubles dyscrasiques du sang ; ce liquide devenu alcalin précipite les phosphates, d'où phosphaturie et malaise général. Le rétablissement de la réaction normale, aussi bien que la réparation phosphatique peuvent s'obtenir avec le plus grand avantage, suivant la méthode JOULIE, en administrant par 24 heures 2 à 6 cuillerées à café de **Liqueur Pepto-Phosphorique Adrian**, dose correspondant à 0,50 à 1^{gr},50 d'acide phosphorique officinal.

XV

PALUDISME

Arrhénal Adrian. — Sels de Quinine S. F.

Tous les sels de quinine utilisés dans le traitement
du paludisme ont été présentés par nous sous les formes
les plus variées, de manière à pouvoir remplir toutes
les conditions de la thérapeutique coloniale. Nous don-
nons ici l'indication de ces différentes formes :

Bromhydrate de quinine :

>Dragées dosées à 5 et 10 centigrammes.
>Granules dosés à 1 centigramme.
>Pilules dosées à 10 centigrammes.
>Comprimés dosés à 10, 25 et 50 centigrammes.

Le bromhydrate de quinine est surtout réservé à la
thérapeutique infantile.

Sulfate de Quinine neutre :

>Dragées dosées à 25 milligrammes, 5, 10 et
20 centigrammes.
>Granules dosés à 1 centigramme.
>Pilules dosés à 5, 10, 20 et 25 centigrammes.
>Comprimés dosés à 5, 10, 25 et 50 centigrammes.

Le sulfate de quinine est par excellence le médicament fébrifuge, c'est pourquoi le dosage en a été fait de façon à correspondre à toutes les nécessités de la prescription médicale.

Valérianate de Quinine :

Dragées dosées à 5 et 10 centigrammes.
Granules dosés à 1 centigramme.
Pilules dosées à 5 et 10 centigrammes.

Le valérianate de quinine est surtout réservé au traitement des névralgies d'origine paludéenne.

Chlorure de Quinine (Bichlorhydrate). — Nous ne présentons ce sel, spécialement réservé à la méthode hypodermique, qu'en ampoules :

Ampoules stérilisées de 25 et 50 centigrammes.

Nous croyons utile de rappeler ici que les solutions de bichlorhydrate de quinine sont toujours acides et qu'elles peuvent en conséquence produire des eschares sans qu'on puisse incriminer la préparation. (Voir *Société de thérapeutique*, juin 1906.)

Médication Arrhénique. — Nous rappelons que M. le professeur Armand Gautier a communiqué à l'Académie de Médecine de nombreux cas de guérison d'accidents de paludisme ancien par l'arsenic organique, c'est-à-dire l'*Arrhénal*. Nous présentons l'**Arrhénal** Adrian sous les formes suivantes :

Solution dosée à 2 milligr. par goutte.
Ampoules à 50 milligr.
Granules à 1 et 2 centigr.
Comprimés à 25 milligr.

Le meilleur mode d'administration en cas d'accès anciens de paludisme est l'injection sous-cutanée, à raison de 10 à 15 centigrammes par jour. Il suffit ordinairement de deux ou trois injections. On peut ensuite continuer le traitement par la reprise de l'Arrhénal sous forme de solution ou de comprimés, à raison de 2 à 5 centigrammes par jour.

XVI

MALADIES PULMONAIRES
(TUBERCULOSE ET BRONCHITES)

Gaïacol iodoformé Sérafon. — Arrhénal Adrian.

Modifier le terrain du tuberculeux par une médication appropriée, lutter ensuite contre l'infection par les moyens les plus propres à obtenir cet effet, telles sont les principales indications auxquelles doit répondre le pharmacien, en présentant au médecin les armes dont il aura à se servir.

Nous ne pensons pas qu'il soit possible de trouver aujourd'hui un médicament supérieur à l'**Arrhénal** pour reconstituer le terrain du tuberculeux. Cette merveilleuse préparation, introduite dans la thérapeutique par M. le professeur Armand Gautier, pour remplacer le cacodylate de soude, qui présentait de graves inconvénients, est le *Méthylarsinate de soude*. L'Arrhénal peut être employé à l'intérieur sans déterminer les mêmes ennuis que le cacodylate de soude, il peut être administré à hautes doses sans amener d'intoxication et par conséquent fournit tous les avantages de l'arsenic, sans en avoir les dangers. On peut donc affirmer que ce médicament représente une des plus belles conquêtes de la thérapeutique moderne, car sa découverte a littéralement révolutionné la médication arsenicale, autrefois si difficile à instituer.

L'**Arrhénal Adrian** est présenté sous les formes suivantes : .

> Solution à 2 milligrammes par goutte (10 à 12 par jour).
> Granules à 1 centigramme (2 à 6 par jour)
> Granules à 2 centigrammes (1 à 3 par jour).
> Comprimés à 25 milligrammes (1 à 3 par jour).

La préparation de choix dans la tuberculose est la *Solution*, dont l'usage peut être continué longtemps sans inconvénient. L'administration doit avoir lieu au cours des repas.

Pour lutter contre les phénomènes bronchitiques, le gaïacol, parmi les préparations créosotées, est celle qui a le mieux fait ses preuves. M. Sérafon y a adjoint l'iodoforme et le **Gaïacol Iodoformé Sérafon** est certainement l'un des médicaments qui rendent le plus de services dans le traitement de la toux et de l'irritation des voix aériennes, tant chez les tuberculeux que chez les bronchiteux de toute nature. C'est pourquoi nous n'avons pas hésité à présenter au corps médical toute la série des produits Sérafon :

> Capsules de gaïacol iodoformé.
> Capsules de gaïacol iodoformé à l'eucalyptol.
> Solution hypodermique de gaïacol iodoformé.

Chaque capsule de **Gaïacol Iodoformé Sérafon** contient 2 centigrammes d'iodoforme et 5 centigrammes de gaïacol absolu. Les capsules eucalyptées contiennent en outre 10 centigrammes d'eucalyptol. Ces capsules doivent être prises avant les repas; on débutera par une, puis deux le lendemain et trois les jours suivants.

La solution pour injection hypodermique est livrée en flacons et en ampoules contenant 1 centigramme d'iodoforme et 5 centigrammes de gaïacol par centimètre cube. On injecte progressivement tous les deux jours 1 à 3 centimètres cubes. L'injection n'est pas douloureuse non plus qu'irritante, à la condition d'être faite suivant les règles de l'asepsie rigoureuse.

Dans les états bronchitiques à forme catarrhale, il est un médicament que nous avons bien étudié et qui fournit depuis longtemps d'excellents résultats, c'est le **Terpinol** que nous présentons sous forme de capsules.

Les **Capsules de Terpinol Adrian** sont dosées à 10 centigrammes. La volatilité et l'insolubilité du médicament ne permettent pas de le formuler autrement qu'en capsules. L'action du terpinol, à la dose de cinq ou six capsules dans la journée, modifie très favorablement l'expectoration bronchique et ce médicament mérite certainement de prendre place dans la pharmacopée à côté des agents les plus intéressants.

Le traitement des accidents pulmonaires est des plus difficiles et le médecin est souvent obligé de varier, pour ne pas fatiguer le malade, qui s'inquiète de voir s'éterniser son état morbide et a naturellement le désir de voir changer les prescriptions qui lui sont faites.

Or, parmi les médicaments bien connus, l'**Huile de Gabian** conserve encore des partisans. Nous préparons, d'après une formule fournie par M. BRUNEL, une série de produits dont l'*Huile de Gabian* fait la base.

Capsules Brunel à l'huile de Gabian.

Capsules Brunel à l'huile de Gabian et à l'euca-lyptol.

Capsules Brunel à l'huile de Gabian et à la créo-sote.

Capsules Brunel à l'huile de Gabian, à l'eucalyp-tol et à l'iodoforme.

Capsules Brunel à l'huile de Gabian à la créosote et à l'iodoforme.

Toutes ces capsules doivent s'administrer avant les repas, à raison de 4 à 6 par jour.

L'alimentation, dans la tuberculose, joue un grand rôle et l'on est obligé de faire la suralimentation. Pour cette méthode de traitement on utilisera avec avantage les *Poudres de viandes Adrian* et toute la série des reconstituants. (Voir *Alimentation des malades* et *médication reconstituante*.)

XVII

MÉDICATION RECONSTITUANTE

Extrait de céréales Adrian. — Phosphatose Vaudin.
Lécithine et Glycérophosphates Adrian.

La médication reconstituante ayant pour but de restituer à l'organisme les principes qui lui manquent et qu'il est incapable de récupérer au moyen de l'alimentation normale, l'effort du pharmacien consistait à mettre à la disposition du médecin des médicaments véritablement capables de rétablir, dans les tissus, l'équilibre chimique troublé par la maladie. On peut affirmer que la pharmacie a réussi à se tenir à la hauteur du rôle qui lui était imposé et que de grands progrès ont été faits dans cette direction, au courant des dernières années.

La physiologie ayant démontré que, pour être absorbés, les sels minéraux devaient, pour ainsi dire, être *vitalisés*, c'est-à-dire présentés sous la forme concentrée qui se rapproche le plus de l'*aliment*, on a cherché à obtenir des matières minérales combinées à la matière organique. Ce sont les préparations végétales qui possèdent au plus haut degré les propriétés reconstituantes et qui présentent le phosphore, aussi bien que les autres éléments minéraux, dans les meilleures conditions d'assimilation et, parmi les préparations végétales ce sont celles qui sont obtenues des céréales qui produisent le maximum d'effets. De là l'importance attachée aux décoctions de céréales dans les maladies de l'enfance particulièrement.

C'est pourquoi nous avons attaché la plus grande attention à la recherche d'un extrait de céréales qui représenterait en *totalité*, l'activité de ces décoctions. Nous avons réussi et nous pouvons offrir au praticien un **Extrait de céréales** qui contient les lécithines de ces graines, et par conséquent tout leur phosphore assimilable, le fer et le manganèse, combinés à ces corps nouveaux, si intéressants, groupés sous le nom d'*Oxydases*. Cet extrait, nous avons pu le présenter sous une forme réduite et agréable, ce qui permet d'éviter au malade l'absorption des décoctions dont le goût, l'aspect et surtout le volume considérable rendent souvent l'administration difficile, notamment chez les enfants auxquels elles sont le plus souvent indiquées.

L'**Extrait de céréales Adrian** représente donc, à tous égards, un médicament précieux pour la reconstitution de l'organisme débilité, qu'il s'agisse d'enfants en croissance ou de convalescents ; il permet d'obtenir, dans les meilleures conditions et sous une forme acceptée par les malades les plus difficiles, une action nutritive intense et rapide.

L'**Extrait de céréales Adrian** est présenté sous deux formes : 1° *Élixir sans alcool*, convenant surtout aux enfants, facile à prendre dans la boisson ordinaire (ou même pouvant constituer avec l'eau une boisson agréable) ; 2° *Granulé* soluble dans l'eau, qui convient généralement mieux aux adultes.

La dose journalière de l'*Élixir* est de 4 cuillerées à soupe pour l'adulte, 4 cuillerées à dessert pour l'enfant. Le *Granulé* se donne à raison de 2 à 4 cuillerées à dessert par jour.

Comme succédané de l'*Extrait de céréales* on peut utilement prescrire la **Phosphatose Vaudin** dont nous avons déjà parlé plus haut. (Voir *Alimentation des malades*.)

La thérapeutique moderne, cherchant à simplifier les procédés de médication, a utilisé directement les lécithines, après avoir constaté que c'est sous cette forme que le phosphore organique se trouve combiné. Nous avons attaché tous nos soins à la préparation des **Lécithines** sous les formes les plus utiles à la prescription :

Granulé de Lécithine Adrian à 10 centigrammes par cuillerée à café.

Pilules de Lécithine Adrian à 5 centigrammes.

Dragées de Lécithine Adrian à 5 centigrammes.

Ampoules injectables de Lécithine Adrian à 5 centigrammes.

Il est inutile de pousser très haut les doses de lécithine, car à l'état pur elle est absorbée complètement et il suffit de petites quantités pour produire des effets sensibles. La dose journalière est de 2 à 3 cuillerées à café de *granulé*, 3 à 6 *pilules* ou *dragées*, une injection de 1 centimètre cube de la solution injectable. Notons que la solution de lécithine, pour injections hypodermiques, est faite avec de l'huile stérilisée.

La lécithine est une graisse phosphorée où le phosphore existe à l'état de *Glycérophosphates*, il était donc logique d'utiliser en thérapeutique les sels divers combinés à l'*Acide glycérophosphorique*. Les glycérophosphates ont, en effet, généralement remplacé les phosphates minéraux dans la thérapeutique moderne.

Les **Glycérophosphates Adrian** sont préparés d'après les méthodes chimiques les plus perfectionnées et nous sommes certains de pouvoir présenter des produits parfaitement purs.

Les formes que nous conseillons de préférence sont les suivantes :

1° Pour l'usage interne, par ingestion :

Granulé de glycérophosphate de chaux Adrian, 3 à 4 cuillerées à café par jour.

2° Usage hypodermique :

Ampoules de glycérophosphate de soude Adrian à 5 centigrammes.

Ampoules de glycérophosphate de fer Adrian à 5 centigrammes.

Les injections hypodermiques sont bien supportées par les malades, et, d'après les résultats présentés par M. le professeur Albert ROBIN, ce mode d'emploi est celui qui fournit le meilleur effet, au point de vue reconstituant, surtout dans les neurasthénies. M. Albert ROBIN, qui est le protagoniste de la thérapeutique par les glycérophosphates, affirme même que la méthode hypodermique est la seule qui permette d'obtenir des effets *vraiment sûrs* avec ces médicaments.

XVIII

RÉVULSION

Vésicatoire liquide de Bidet.

Le vésicatoire, cet antique révulsif de la médication substitutive, n'a pas eu une bonne presse dans ces dernières années, on l'a accusé d'être inutile et dangereux. Cependant une réaction s'est déjà produite contre cette tendance et beaucoup de médecins n'hésitent pas à employer cet excellent moyen d'action contre les inflammations, toutes les fois où l'occasion s'en présente.

Il était du devoir du pharmacien de tenir compte des discussions dont le vésicatoire a fait l'objet à la *Société de Thérapeutique.* On lui reproche d'être dangereux ? Il y a un bon moyen de le rendre inoffensif, c'est de supprimer le masse emplastique, sale et de stérilisation impossible.

Le **Vésicatoire liquide Bidet** est une solution cantharidienne dans le chloroforme. Son application est extrêmement facile, puisqu'il suffit de badigeonner la place choisie et sur les dimensions fixées, après avoir eu le soin de laver antiseptiquement la peau. Dans ces conditions, plus de vésicatoire qui se déplace, action rapide et certaine, en raison de l'application aussi intime que possible sur la peau et impossibilité d'infection.

Le **Vésicatoire liquide Bidet** trouve surtout son application dans une foule de cas où il est impossible d'appliquer un sparadrap, par exemple sur les saillies anatomiques ou sur la tête, dans le traitement de la pelade. Avec cette solution, il est possible de déposer sur la peau une quantité aussi faible que l'on veut de principe vésicant. Ce sont là assurément des avantages considérables et l'on peut affirmer que le vésicatoire liquide doit remplacer définitivement le vieil emplâtre vésicatoire.

MODE D'EMPLOI. — Commencer à nettoyer la peau, pour la rendre aseptique, avec autant de soin qu'on en prendrait pour une injection hypodermique.

Appliquer ensuite *une* couche de la dimension voulue, pour une simple rubéfaction, *deux* couches pour une vésication légère, *trois* couches pour une vésication ordinaire, *quatre* couches pour une vésication très forte. On remarquera que cette possibilité de graduer l'action du vésicatoire donne, à elle seule, une grande supériorité à la solution cantharidienne, car cette graduation est impossible avec les sparadraps.

XIX

RHUMATISME ET GOUTTE

Liqueur Pepto-Phosphorique Adrian.
Quinoformine. — Quinate de Lithine Adrian.

Goutte et rhumatisme reconnaissent pour cause la formation et la conservation, en quantités anormales, dans l'organisme, de l'acide urique et des matériaux extractifs de la série xantique.

Le traitement général de ces deux manifestations pathologiques, sous toutes leurs formes, consiste donc à empêcher l'exagération de production de l'acide urique, à éliminer la plus grande quantité possible des matériaux toxiques retenus et, enfin, à agir contre les phénomènes douloureux qui peuvent être provoqués par le dépôt matériel des urates autour des articulations ou par les manifestations inflammatoires articulaires qui peuvent se produire.

Pour répondre à ces diverses indications, nous avons étudié un assez grand choix de préparations qui répondent bien aux nécessités thérapeutiques.

1° Diminution de la Production et Élimination de l'Acide urique.

Les benzoates, les quinates, ont pour propriété de former, aux dépens du Glycocholle, de l'acide hippurique, dont les sels sont bien solubles. C'est surtout l'acide quinique qui possède au maximum cette utile propriété. D'autre part, la *lithine* et la *formine* (base hexaméthylène tétramine connue aussi sous le nom d'urotropine) forment avec l'acide urique des sels très solubles. En conséquence, *benzoate de lithine*, *quinate de lithine* et surtout *quinoformine* ont le pouvoir de diminuer la production de l'acide urique, en même temps qu'ils peuvent entraîner celui qui se trouve préformé dans le sang et dans les tissus.

La **Quinoformine Adrian** représente certainement l'agent le plus intéressant pour le traitement général et préventif du rhumatisme et de la goutte. Son usage est des plus simples, car il est merveilleusement toléré par l'organisme et il n'a aucun pouvoir toxique. Un homme peut l'absorber par 10 et 20 grammes sans le moindre inconvénient, mais il suffit d'une dose de 2 grammes par jour pour obtenir l'effet voulu dans la circonstance (on sait que la formation journalière de l'acide urique n'excède pas $1^{gr},50$ dans les cas pathologiques les plus sérieux). Il n'est pas inutile de faire observer que l'élimination rénale de la formine met en liberté du formol, condition excellente chez les sujets atteints ou toujours plus ou moins menacés de gravelle urique.

La **Quinoformine Adrian** est préparée sous forme de granulé, contenant 50 centigrammes de principe actif par cuillerée à café ; la dose journalière est de 2 à 4 cuillerées à café par jour, mais on peut élever cette dose sans aucun inconvénient.

Comme succédané de la quinoformine, nous préparons :

Quinate de Lithine granulé Adrian.

contenant par cuillerée à café 50 centigrammes de principe actif. La dose habituelle est de 2 à 4 cuillerées à café par jour en moyenne.

Pour varier le traitement, les médecins pourront également prescrire :

Benzoate de Lithine granulé S. F.
Carbonate de Lithine granulé S. F.
Citrate de Lithine granulé S. F.

Tous ces produits, fabriqués avec des matières premières de premier ordre, représentent des médicaments de choix d'une tolérance absolue par les estomacs les plus difficiles.

2° Traitement des phénomènes douloureux.

Contre les accès goutteux, on pourra prescrire utilement, comme préparation parfaite, exécutée avec une matière première chimiquement pure.

Granules S. F. de Colchicine à 1/2 ou 1 milligramme.
Granules S. F. de Colchique (semences) à 1 centigramme.

Contre les phénomènes douloureux du rhumatisme, nous pouvons présenter les produits suivants :

Salicylate de Lithine granulé S. F.
Dragées de Salicylate de soude S. F.
Dragées d'Acide salicylique S. F.

Dans les cas où le médecin désire exercer une action locale autour d'une articulation, au moyen des injections sous-cutanées, nous préparons des *ampoules de Salicylate de soude* stérilisées.

Dans le rhumatisme, on observe souvent des lésions articulaires qui sont constituées par de véritables dépôts phosphatiques, dus à la précipitation du phosphate de chaux sous l'influence d'un sang trop alcalin, comme l'a démontré JOULIE. Le rétablissement normal de la réaction sanguine s'obtient par la prise de 2 à 6 cuillerées à café par 24 heures de **Liqueur Pepto-Phosphorique Adrian**, dose qui correspond à 0,50 à 1^{gr},50 d'acide phosphorique officinal. L'expérience des vétérinaires qui ont suivi la méthode Joulie démontre que, chez des chevaux, on a pu ainsi faire disparaître complètement des concrétions qui rendaient les animaux boiteux.

XX

SYPHILIS

Levurargyre Adrian. — Produits mercuriels S. F.

L'emploi des sels de mercure est comme on le sait
accompagné d'accidents réactionnels des plus fâcheux,
aussi est-il désirable que l'on puisse mettre le médecin
en possession d'une préparation mercurielle active sur
l'agent spécifique de la syphilis, mais incapable de produire des accidents généraux et des stomatites. C'est
pourquoi tous les efforts des pharmaciens se sont portés
sur l'obtention de préparations mercurielles organiques où le métal est dissimulé. Si l'on a si bien réussi
pour l'iode et surtout pour l'arsenic, pourquoi ne serait-
on pas aussi heureux avec le mercure ? Malheureuse-
ment, il faut convenir que les mercuriaux organiques
jusqu'ici obtenus n'ont pas encore fait leurs preuves.

Nous avons cherché la résolution du problème dans
une autre direction, en utilisant les travaux de
M. Stassano, qui a montré qu'on pouvait fixer tous les
métaux sur le noyau des cellules des *saccharomices*.
C'est ainsi qu'en nourrissant des levures en présence
de doses progressivement croissantes de sels mercuriels appropriés, nous sommes arrivés à fixer sur la
nucléine une quantité notable du métal.

Le **Levurargyre Adrian** est une nucléo-protéide mercuriel, dans laquelle le mercure est entièrement dissimulé ; pour le révéler, il est nécessaire de détruire chimiquement la mélocule albuminoïde.

Le **Levurargyre Adrian** a été l'objet de plusieurs communications de M. JULIEN, le syphiliographe bien connu, médecin de Saint-Lazare, qui a montré qu'on pouvait obtenir avec ce médicament des effets, dans des cas où le mercure métallique n'était pas supporté.

Le **Levurargyre Adrian** ne doit s'employer qu'en *injections sous-cutanées*, à la dose de 2 à 10 centimètres cubes. Si les faibles doses sont suffisantes dans des cas légers, la dose de 10 centimètres cubes répétée tous les jours, jusqu'à obtention des effets voulus, est nécessaire dans les cas graves. L'injection n'est nullement douloureuse et ne produit jamais d'irritation locale.

Il est à remarquer que le **Levurargyre** jouit des propriétés générales des nucléides, il agit comme tonique général énergique et les sujets prennent rapidement du poids. Quand on sait combien le traitement de la syphilis, au moyen des mercuriaux métalliques, débilite des malades, ce fait prend une importance considérable. Il a été mis très nettement en lumière par M. JULIEN.

Pour la prescription des préparations anciennes de mercure, le médecin trouvera parmi nos produits les formes suivantes qui lui donneront toute satisfaction :

Granules S. F. au protoiodure de mercure.
Pilules S. F. au protoiodure de mercure.
Dragées S. F. au protoiodure de mercure.

Pour la médication hypodermique, si employée aujourd'hui, nous préparerons un grand choix d'ampoules stérilisées qui permettent de pratiquer cette méthode en toute sécurité :

Ampoules S. F. de benzoate de mercure de 1 à 5 centigrammes.

Ampoules S. F. au bichlorure de mercure de 1 milligramme à 1 centigramme.

Ampoules S. F. au biiodure de mercure (huile) de 4, 10 et 15 milligrammes.

Ampoules S. F. au calomel (huile) de 1 à 10 centigrammes.

Ampoules S. F. au calomel cocaïné de 1 à 10 centigrammes.

Ampoules S. F. au cyanure de mercure de 1 centigramme.

Ampoules S. F. au biiodure de mercure (sérum) de 4 à 20 milligrammes.

Ampoules S. F. au iodo-cacodylate de mercure à 3 centigrammes.

Tous ces produits sont livrés en boîte de 10 ampoules, ils sont préparés avec le plus grand soin et la stérilisation en est scientifiquement assurée.

ÉVREUX, IMPRIMERIE DE CH. HÉRISSEY ET FILS

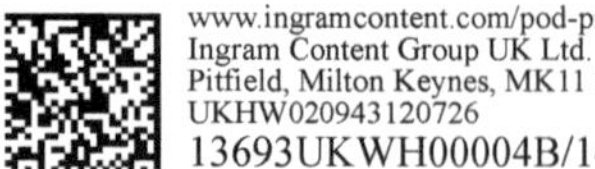